RECHERCHES

SUR LA

VITESSE DU COURS DU SANG

DANS LES ARTÈRES DU CHEVAL

AU MOYEN

D'UN NOUVEL HÉMADROMOGRAPHE

PAR

M.-L. LORTET

Docteur en médecine, licencié ès-sciences,
Membre de la Société botanique de France, de la Société des sciences médicales de Lyon, etc.

Thèse présentée à la Faculté des Sciences de Lyon, pour obtenir
le grade de Docteur ès-sciences.

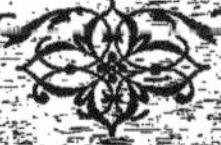

LYON

IMPRIMERIE LOUIS PERRIN
rue d'Amboise, 6

1867

RECHERCHES

SUR LA

VITESSE DU COURS DU SANG

DANS LES ARTÈRES DU CHEVAL

La vraie science ne supprime rien, mais elle cherche toujours et regarde en face et sans se troubler les choses qu'elle ne comprend pas encore.

(C. BERNARD, *Introduction à la Médecine expérimentale*, 1865, p. 390.)

RECHERCHES

SUR LA

VITESSE DU COURS DU SANG

DANS LES ARTÈRES DU CHEVAL

AU MOYEN

D'UN NOUVEL HÉMADROMOGRAPHE

PAR

M.-L. LORTET

Docteur en médecine, licencié ès-sciences,
Membre de la Société botanique de France, de la Société des sciences médicales de Lyon, etc.

*Thèse présentée à la Faculté des Sciences de Lyon, pour obtenir
le grade de Docteur ès-sciences.*

LYON

IMPRIMERIE LOUIS PERRIN

rue d'Amboise, 6

1867

Je suis convaincu que dans les sciences expérimentales en évolution, et particulièrement dans celles qui sont aussi complexes que la biologie, la découverte d'un nouvel instrument d'observation ou d'expérimentation rend beaucoup plus de services que beaucoup de dissertations systématiques ou philosophiques.

(C. BERNARD, *Introduction à la Médecine expérimentale*, 1865, p. 301.)

INTRODUCTION

Le cœur, cette admirable pompe organique qui chasse au loin dans l'économie le fluide nourricier, n'est point un instrument uniforme dans la force qu'il met en jeu, ni dans les résultats obtenus. Au moment où certains appareils exécutent leurs fonctions physiologiques, les battements se précipitent ou se ralentissent, la vitesse et la tension artérielle diminuent ou augmentent. Si le sang est oxydé avec plus ou moins d'énergie dans certaines parties du corps, des effets contraires pourront se produire en peu de temps d'intervalle : d'abord une augmentation ou une diminution de la vitesse et de la tension dans les vaisseaux circonvoisins du lieu où le phénomène se passe, ensuite un travail de réaction et de compensation exécuté par le cœur, travail qui vient rétablir l'ordre normal dans les vaisseaux momentanément troublés dans leurs fonctions. Le cœur et les conduits sanguins de quelque nature qu'ils soient vivent et travaillent dans une harmonie parfaite et des plus intimes.

C'est ce que nos expériences nous ont clairement démontré au moyen de notre instrument à indications continues, très-exact et des plus sensibles. Tous les caractères, toutes les modifications de la vitesse et des pulsations du sang se trouvent nettement inscrits sur une bande de papier qui se déroule uniformément. Il faut seulement apprendre à lire ces tracés et à les expliquer quand cela est possible ; cette tâche est facile lorsqu'avec un peu d'attention et d'habitude on a vaincu les premières difficultés.

Dans ces recherches j'ai suivi aussi rigoureusement que possible les règles de la physiologie expérimentale : pour avoir des résultats comparables, les sujets ont été placés, autant que cela a pu se faire, dans des conditions physiologiques semblables.

Les tracés reproduits dans le cours de ce travail ne sont que des types pris parmi un très-grand nombre que je possède dans mes carnets.

Qu'il me soit permis de remercier ici mon ami, M. le professeur Chauveau, qui a mis si généreusement à ma disposition toutes les ressources de son laboratoire, qui m'a aidé de ses conseils et bien souvent même de sa main si heureusement habituée aux délicatesses des expériences physiologiques.

RECHERCHES

SUR LA

VITESSE DU COURS DU SANG

DANS LES ARTÈRES DU CHEVAL

AU MOYEN

D'UN NOUVEL HÉMADROMOGRAPHE

CHAPITRE Ier.

HISTORIQUE DE LA QUESTION.

Depuis plusieurs années déjà, un grand nombre de physiologistes (Ludwig, Donders, Volkmann, Vierordt) se sont occupés de la vitesse du cours du sang dans les vaisseaux. La plupart ont cherché quelle était cette vitesse considérée d'une manière absolue; là n'était cependant pas le principal intérêt de la question.

Vierordt, un des premiers, chercha à comparer les différentes vitesses que le sang acquiert aux diverses révolutions du cœur. Son instrument, auquel il donna le nom d'hématachomètre ($\alpha\iota\mu\alpha$, sang; $\tau\alpha\chi o\varsigma$, vitesse), est basé sur le principe du pendule hydrostatique. Il consiste essentiellement en une caisse en verre, portant à ses deux extrémités des canules destinées à être fixées aux deux bouts du vaisseau qui est mis en expérience et qu'on a préalablement sectionné. Le courant sanguin traverse la caisse de verre et vient dévier une aiguille en forme de pendule. Plus la vitesse est grande, plus la déviation est considérable. Si l'on veut connaître la vitesse absolue, il est facile de graduer l'instrument avec un liquide dont la densité est connue et qu'on fait arriver dans l'appareil avec une pression et une vitesse déterminées d'avance.

L'instrument de M. Vierordt est loin d'être satisfaisant. L'inertie de l'appareil déforme le tracé graphique ; il ne donne qu'une ligne ondulée qui peut à peine être considérée comme une moyenne de la vitesse du cours du sang dans l'artère mise en expérience.

En 1860, MM. Chauveau, Bertolus et Laroyenne employèrent un instrument plus délicat et plus exact, mais non enregistreur. Un tube, calibré de manière à pouvoir être introduit dans l'artère carotide du cheval, présente à sa partie moyenne une ouverture quadrangulaire. Cette ouverture est fermée par une membrane en caoutchouc, ayant une petite fente en son milieu. Dans cette fente on introduit une légère aiguille, de manière à ce qu'elle fasse une saillie considérable à l'intérieur du tube. Cette aiguille peut se mouvoir sur un demi-cercle divisé en degrés ; elle est assez légère pour que, pressée par les deux lèvres de la membrane élastique, faisant ressort, elle reste au zéro, dans quelque position qu'on place l'appareil. Un branchement permet de mettre le sang en communication avec un tube manométrique.

Le tube étant placé sur le trajet d'une artère, et solidement fixé au moyen de ligatures, le courant sanguin vient heurter avec plus ou moins de vitesse la partie applatie intra-tubulaire de l'aiguille ; la partie extra-tubulaire sera déviée en sens inverse d'une quantité que les divisions du cadran permettent d'apprécier avec une assez grande précision. « Pour avoir la vitesse réelle du sang dans le vaisseau exploré, il n'y a qu'à résoudre la formule : $H = \frac{V}{\pi R^2}$, la longueur parcourue par l'ondée sanguine, dans l'unité de temps, étant égale à la longueur d'un cylindre ayant pour volume la quantité de liquide écoulée dans le même temps, et pour base l'aire du vaisseau artériel. » (Chauveau, Bert. et Laroy. Vitesse de la circulation dans les artères du cheval. *Journal de la physiologie de l'homme et des animaux*, t. III, oct. 1860.)

Cet instrument est très-sensible, très-exact ; on ne peut lui faire qu'un reproche, c'est que ses indications sont fugitives, souvent difficiles à saisir à cause de leur rapidité, et qu'il est presque impossible de les comparer mathématiquement aux différentes pulsations des révolutions cardiaques et artérielles.

C'est pour obvier à ces inconvénients réels et sérieux qu'on a construit le nouvel instrument dont nous allons donner la description. Celui-ci paraît réunir toutes les conditions de sensibilité et d'exactitude désirables, tout en ayant l'immense avantage de fixer sur le papier les indications qu'il donne.

CHAPITRE II.

I. — NOUVEL HÉMADROMOGRAPHE (PL. 1.).

L'appareil que nous avons employé dans nos recherches se compose de trois parties essentielles :

1° Un tube hémadromographique ;

2° Un sphygmoscope et un appareil destiné à traduire les pulsations de l'artère ;

3° Un enregistreur, c'est-à-dire un système de cylindres mus par un mouvement d'horlogerie, et déroulant des bandes de papier sur lesquelles les plumes viennent écrire des courbes représentant la vitesse et les pulsations (1).

(Fig. 1)

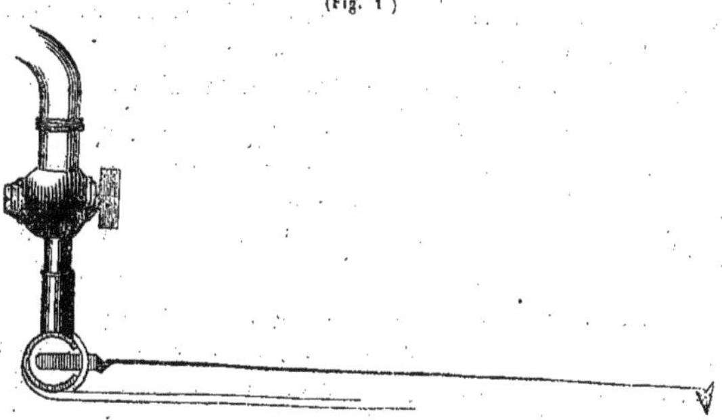

(1) La planche n° 1 donne des figures de 1/3 de la grandeur naturelle de l'instrument.

Le tube hémadromographique (pl. I, n° 1 et 1 *bis* et fig. n° 1) est un tube long d'environ huit centimètres en laiton rigide mais mince, ouvert aux deux bouts. Dans son milieu, ce tube est percé d'une fenêtre rectangulaire qu'on ferme exactement et très-solidement au moyen d'une plaque de caoutchouc vulcanisé, collée au pourtour avec de la gutta-percha fondue.

Cette membrane en caoutchouc porte une fente à sa partie moyenne, fente par laquelle on introduit dans le tube l'extrémité inférieure d'une plume en aluminium extrêmement légère. Le tube porte non loin de là un branchement disposé à angle droit sur son axe, branchement formé par un bouchon de liège, et qui peut être mis, à un moment donné, en communication avec le sphygmoscope.

Cette partie de l'appareil que nous venons de décrire doit, pour donner des indications exactes, être construite avec beaucoup de soins. La membrane de caoutchouc doit être solidement fixée au tube de cuivre pour résister aux efforts de la pression sanguine, souvent considérable. La fente qu'elle porte à son milieu doit être mathématiquement perpendiculaire à son plan de surface, afin que l'aiguille ne soit point déviée d'un côté ou de l'autre. Il faut qu'elle soit souple et mince, et cependant assez résistante pour que ses deux lèvres, pressant sur la plume, fassent en quelque sorte ressort et la maintiennent perpendiculairement à l'axe du tube dans quelque position que l'on mette l'appareil.

La plume doit être extrêmement légère ; on la taille dans une lame d'aluminium réduite à une grande minceur par un battage prolongé sur une enclume bien polie. L'extrémité, qui se trouve en contact avec le papier, est recourbée en angle rentrant, ce qui lui permet de porter une gouttelette d'encre. L'extrémité intra-tubulaire qui perce la membrane de caoutchouc est laissée plus épaisse et plus lourde pour servir de contrepoids. Enfin, ce tube hémadromographique présente un coude en laiton très-épais qui permet de le fixer solidement, au moyen d'une vis de pression, à la caisse qui porte les cylindres et le mouvement d'horlogerie.

La partie destinée à recueillir et à traduire en courbes les pulsations artérielles se compose d'un sphygmoscope et d'un appareil sphygmographique.

Le sphygmoscope (pl. I, n° 2) (1) est un tube de verre d'un diamètre assez fort, long de dix centimètres. Les deux extrémités sont soudées à des viroles portant à leur centre une tubulure en cuivre de petit diamètre. Dans l'intérieur du tube de verre et à l'une des viroles est attaché solidement un doigt de gant en caoutchouc, mince et souple, mais cependant assez résistant pour ne point se dilater outre mesure sous l'influence de l'ondée sanguine. La tubulure en communication avec le doigt de gant porte un petit tube en caoutchouc terminé lui-même par un robinet (pl. I, n° 3.) qui entre à frottement dans le branchement du tube hémadromométrique.

La tubulure de la seconde virole sera mise en communication au moyen d'un long tube en caoutchouc (pl. I, n° 4) avec l'appareil sphygmographique.

(Fig. 2.)

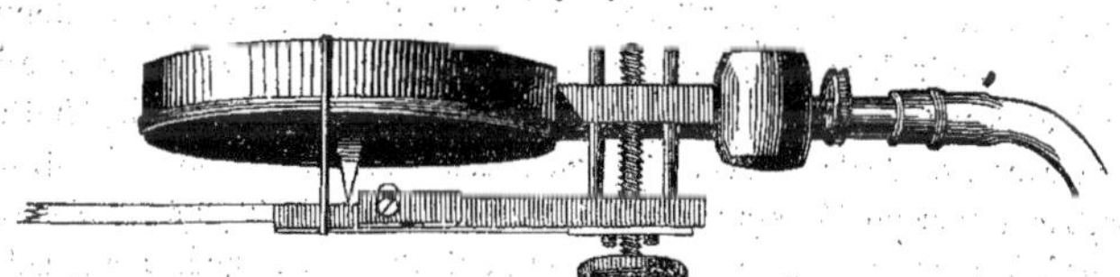

Celui-ci (pl. I, n°ˢ 5 et 5 *bis* et fig. 2) est exactement semblable à ceux dont se sont servis MM. Chauveau et Marey dans leurs expériences cardiographiques. Il se compose essentiellement d'un tambour en laiton de cinq centimètres de diamètre. Ce tambour est recouvert à sa face supérieure par une membrane en caoutchouc mince et très-légèrement tendue (si le caoutchouc est trop tendu, les tracés sont déformés). Une tubulure s'ouvre dans le tambour et, au moyen d'un tube flexible, est mise en communication avec le sphygmoscope.

La membrane élastique supporte à son centre un petit disque en carton,

(1) MM. Chauveau et Marey s'étaient déjà servis du sphygmoscope dans leurs expériences sur les pulsations des différentes artères du cheval. Voir Marey : *Physiologie médicale de la circulation du sang*, p. 196. Paris, 1863.

surmonté lui-même d'une arête aiguë en bois. Sur cette arête vient
s'appuyer un levier (1) muni à son extrémité d'une plume en aluminium
(pl. I, n° 6). Un système de vis de rappel permet d'avancer la plume ou de
la reculer, de l'abaisser ou de l'élever. Une fine lanière de caoutchouc
vient entourer le tambour en travers, et, appuyant sur la base du levier,
le maintient dans la position voulue, de quelque façon que l'appareil se
trouve placé. Enfin, le tambour et tous ses accessoires peuvent glisser le
long d'une tige à laquelle ils se fixent au moyen d'une vis de pression.

Lorsque l'air contenu dans le tube de verre du sphygmoscope sera com-
primé par la dilatation du doigt de gant, il sera refoulé dans le tube en
caoutchouc ; du tube dans le tambour ; la membrane élastique sera sou-
levée et le levier éprouvera des mouvements d'oscillation plus ou moins
étendus, qui laisseront leur trace sur le papier déroulé par les cylindres.

La partie commune aux deux autres, l'enregistreur, c'est-à-dire le mouvement d'horlogerie et les cylindres (pl. I, n° 7 et pl. I, n° 8) sont contenus
dans une boîte de laiton ouverte par en haut. Le mouvement d'horlogerie
peut être mis en action ou arrêté au moyen d'une détente qui vient butter
contre les volants de l'hélice. De plus, la machine étant en mouvement, on
peut engrener ou désengrener les cylindres rendus par le papier solidaires
l'un à l'autre, au moyen d'un glissement qu'on fait opérer au cadre
qui les supporte. Sur l'axe du cylindre qui émet le papier vient appuyer un
ressort, dont la pression peut à volonté être augmentée ou diminuée, et qui
permet de donner toujours au papier une tension convenable.

Fixée par les extrémités aux deux cylindres avec un peu de gomme, la
bande de papier doit être divisée par des traits fins et bien établis en centimètres et en millimètres carrés. Ces divisions permettent de constater facilement quelles sont les modifications que peuvent subir les tracés, lorsque le
courant sanguin est influencé d'une façon ou d'une autre.

Le papier doit être glacé et lissé avec le plus grand soin, de sorte qu'il
n'offre pour ainsi dire aucune résistance aux plumes. Les encres doivent

(1) Ce levier doit aussi être en bois très-aminci. Si la plume tout entière était en
aluminium, elle serait *folle* et les tracés seraient déformés.

être limpides et très-fluides ; on peut charger une des plumes d'encre
bleue, la seconde d'encre rouge, afin que les lignes se distinguent mieux
au premier coup d'œil.

II. — MANUEL OPÉRATOIRE.

Des tubes de divers diamètres permettent de placer l'appareil sur différentes artères ; cependant celle qui est la plus commode et qui donne les
plus beaux résultats est l'artère carotide. Pour appliquer l'instrument sur
cette dernière, voici comment il faut s'y prendre : l'animal étant debout
et maintenu immobile par un aide qui lui tient les naseaux avec le licol,
on fait dans la gouttière de la veine jugulaire une incision de 15 à 20 centimètres de longueur et assez profonde pour intéresser d'un seul coup et
la peau et une partie du tissu cellulaire sous-cutané. En continuant la
dissection, on tombe directement sur l'artère qu'on sépare sans peine des
deux cordons nerveux qui l'accompagnent, le pneumo-gastrique uni au
grand sympathique et le récurrent. L'artère est dénudée sur une assez
grande étendue et, pour rendre l'opération plus commode, on l'allonge par
quelques tractions modérées. Un aide la saisit alors entre le pouce et l'index
de chaque main et en isole ainsi une partie. On y fait une incision assez
longue pour permettre l'introduction du tube hémadromographique. Ce
tube est tenu de la main droite ; son extrémité est introduite dans l'artère
en ayant soin d'enfoncer l'instrument jusqu'à son pédicule. Alors l'aide
cesse légèrement de comprimer la partie inférieure de l'artère, afin que le
sang, entrant dans l'appareil, en chasse l'air complètement. Puis, le tube
étant toujours rempli de sang, on en glisse rapidement l'autre extrémité
dans le bout supérieur du vaisseau. On ôte le bouchon qui ferme l'orifice
du branchement et on relâche la compression au bout supérieur. Le sang
vient alors de nouveau refluer dans l'appareil et en expulse les petites
bulles d'air qui auraient pu s'introduire pendant la manœuvre opératoire.
Le branchement étant bouché de nouveau, on fixe, au moyen de ligatures

solides, les parois de l'artère au tube hémadromographique, puis on cesse entièrement la compression.

La circulation se rétablit d'une manière tout à fait physiologique et sans amener aucun trouble, ce dont il est facile de s'assurer par l'exploration du pouls ou par l'auscultation cardiaque.

Pour obtenir ce résultat, une condition cependant est essentielle, c'est que l'air n'ait pas pénétré dans l'artère, sans cela les plus graves accidents surviennent dès que la compression a cessé. Si quelques bulles d'air seulement sont entraînées par l'ondée sanguine, elles arrivent jusque dans les artères cérébrales où elles produisent un effet stupéfiant très-énergique par l'anémie locale qu'elles produisent. L'animal dresse les oreilles, secoue la tête, tremble sur ses membres, se met à reculer ou tourne sur lui-même, puis s'abat avec fracas. Lors même que les accidents n'atteignent pas une pareille gravité, la circulation n'en est pas moins complètement troublée, comme on pourrait le constater facilement si l'appareil était déjà en activité. Il faut souvent un temps assez considérable pour que le calme renaisse et que la fonction reprenne sa régularité physiologique.

Une autre difficulté peut se présenter, c'est une contraction subite et souvent très-considérable de la lumière du vaisseau, contraction qui s'oppose souvent à l'introduction du tube hémadromographique. Dans ce cas-là, le parti le plus sage, au lieu de perdre son temps en efforts inutiles, est de prendre un tube d'un diamètre moindre. L'obstacle est ainsi facilement franchi.

Le tube hémadromographique étant solidement fixé, on entre, à frottement dans son branchement, l'extrémité du robinet (pl. I, n° 1) attenant au sphygmoscope. Celui-ci, au préalable, bien purgé d'air, est rempli d'une solution concentrée de bicarbonate de soude. Cette solution est destinée à empêcher la coagulation du sang dans l'intérieur du tube et du doigt de gant.

Enfin, au moyen d'une vis de pression, on fixe le système de cylindres au tube hémadromographique. La membrane de caoutchouc est traversée par la plume d'aluminium; le robinet du sphygmoscope est ouvert, et l'on voit le doigt de gant se dilater sous l'effort des pulsations. L'autre

extrémité est mise en communication au moyen d'un tube flexible avec
le tambour sphygmographique. On charge les plumes d'encre au moyen
d'un pinceau, puis, quand tout est bien en place, on pousse la détente
de l'hélice. Aussitôt les cylindres se mettent en mouvement, le papier se
déroule avec une vitesse uniforme, les plumes viennent tracer des courbes
qui représentent fidèlement les impulsions qui leur sont communiquées.

Toutes ces opérations peuvent être rapidement exécutées ; mais il faut
prendre de nombreuses précautions si l'on veut bien réussir, et toujours
s'assurer que chaque pièce fonctionne bien, que le papier est bien en-
roulé, les tubes bien assujettis ; qu'aucune fuite d'air ne peut avoir lieu
dans le tambour ou dans les tuyaux. Tous ceux qui ont fait de la physiologie expérimentale savent quel prix il faut attacher à ces prétendues
minuties ; car la moindre négligence, sous ce rapport, peut entacher
d'erreur la plus belle et la mieux réussie des expériences, et faire perdre
ainsi, en quelques instants, le fruit de toute une journée de travail.

CHAPITRE III.

I. — ANALYSE D'UN TRACÉ NORMAL DE VITESSE.

Si nous examinons un tracé de vitesse obtenu sur la carotide droite
d'un cheval de taille moyenne, et dans des conditions tout à fait normales,

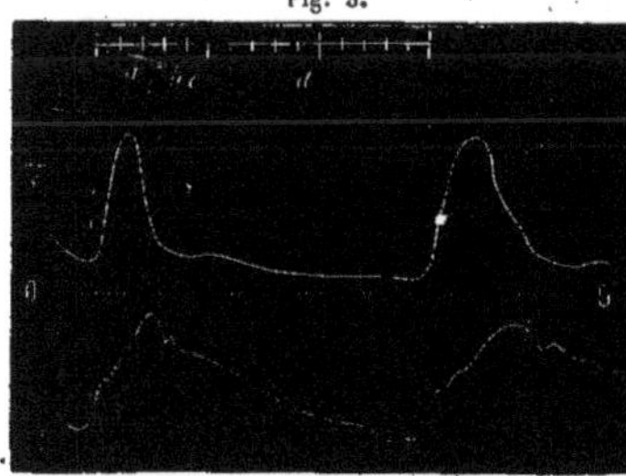

Fig. 3.

c'est-à-dire, le cœur battant régulièrement quarante fois par
minute, il est facile de voir que
chaque courbe, correspondant à
un battement cardiaque, a mis
une seconde et demie pour se
dessiner. Pour faciliter nos recherches, nous diviserons la
seconde en dixièmes. Un tracé
normal aura donc été obtenu
en 15 dixièmes de seconde.

La vitesse (fig. 3) débute brusquement avec une énergie considérable. Elle atteint son *summum* d'intensité dans l'espace de deux dixièmes de seconde. Pendant le dixième suivant la courbe redescend rapidement. Au quatrième dixième de seconde, la vitesse diminue insensiblement et la courbe est moins prononcée. Pendant le cinquième dixième de seconde, la vitesse est encore moins considérable et la courbe moins rapide. Enfin, dans le sixième dixième, la ligne est presque horizontale, ce qui indique une certaine vitesse constante pendant un espace de temps déterminé.

Pendant le septième dixième de seconde la courbe se relève de nouveau pour former un monticule assez sensible, qui représente un dicrotisme de vitesse ; c'est-à-dire que, pendant 1 $^1/_2$ dixième de seconde environ, la vitesse augmente notablement, loin de diminuer graduellement. Ce dicrotisme de vitesse correspond parfaitement au dicrotisme de pulsation.

Pendant les 8 dixièmes de seconde qui suivent, la courbe est toujours descendante, mais en suivant une ligne ondulée, qui prouve que la vitesse est loin d'être uniforme dans l'artère, pendant la période de repos du cœur. L'explication de cette ligne ondulée est facile à donner : un liquide pesant comme de l'eau ou du sang, renfermé dans un tuyau élastique, devra forcément éprouver des mouvements de va et vient ondulatoires, si on lui communique, à un moment donné, une certaine vitesse. Ce sont ces ondées sanguines qui dessinent cette courbe ondulée, et ces monticules indiquent le dicrotisme de vitesse.

II. — DES VARIATIONS DE FORME DES TRACÉS HÉMADROMOGRAPHIQUES.

Le tracé représenté par la figure 4 a été obtenu en appliquant l'Hémadromographe sur la carotide gauche d'un gros cheval percheron en bonne santé et dont le pouls battait, en moyenne, 40 pulsations par minute.

Là, comme dans le tracé que nous venons d'étudier, nous voyons que

Fig. 4.

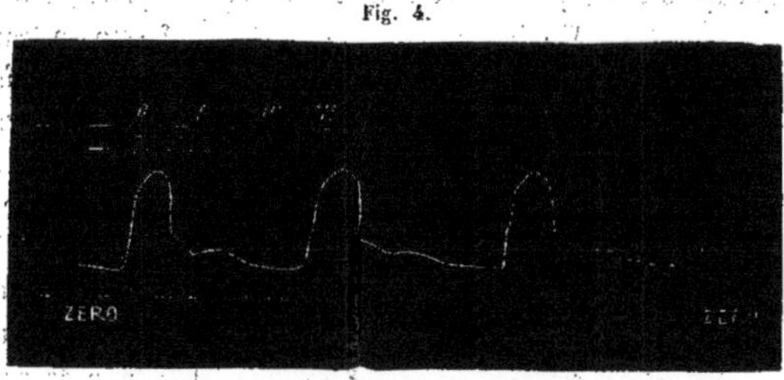

la courbe met 2 dixièmes de seconde à atteindre son maximum. Pendant les 2 dixièmes suivants, elle redescend brusquement, mais cependant elle n'atteint pas dans cette chute le niveau de son point de départ. Dans les deux dixièmes suivants elle s'incline un peu moins rapidement. Lorsque les 8 dixièmes de seconde sont écoulés, à partir de son début, la courbe se relève pour former un monticule de dicrotisme assez prononcé ; puis, pendant les 7 dixièmes de seconde qui suivent, elle s'abaisse assez régulièrement en formant encore quelques légères ondulations. Lorsque la courbe de vitesse est arrivée à son minimum, elle se relève brusquement et un nouveau tracé se dessine.

Ce minimum indique non une absence de vitesse, mais une vitesse constante encore assez considérable. Il est facile de constater ce fait en comprimant l'artère mise en expérience *au-dessus* du tube hémadromométrique. Dans ce cas la vitesse est absolument nulle, puisque la circulation est interrompue dans le vaisseau ; la plume trace alors une ligne droite (voir Pl. II, n° 1 et Pl. III et IV) qu'on peut appeler ligne du zéro (1) et qui est toujours de plusieurs millimètres, quelquefois de plusieurs centimètres (voyez Pl. IV, n° 1), au-dessous des *minima* de la courbe vitesse. On peut donc affirmer que dans l'artère le sang n'éprouve jamais un moment de repos, mais que, au contraire, sa vitesse moyenne est toujours assez considérable.

(1) La ligne du zéro, que l'on voit sur la fig. 4, est le prolongement de celle du tracé qui n'est point représentée.

3

Dans quelques cas cependant on peut observer une anomalie à cette forme de tracé, une exception à cette règle générale, et l'on voit les *minima* de la courbe vitesse descendre plus bas que la ligne du zéro. On peut le constater sur le tracé n° 5 : après avoir atteint

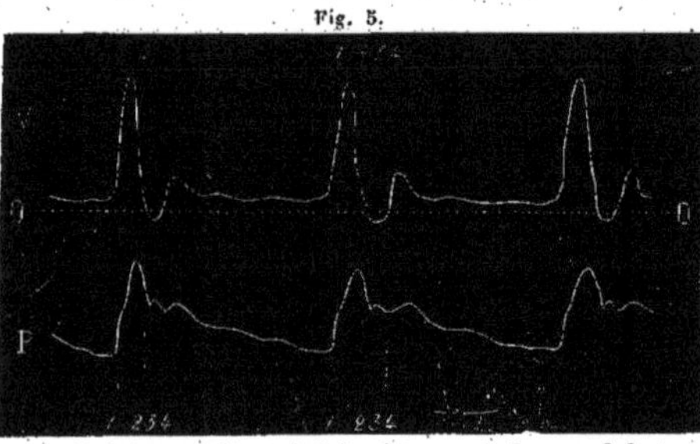

Fig. 5.

son maximum, la courbe de vitesse redescend brusquement et dépasse de plusieurs millimètres la ligne du zéro. A un moment donné, très-court il est vrai, pendant 1 ou 2 dixièmes de seconde, il peut donc, dans certains cas, se produire non-seulement un arrêt à peu près complet de la vitesse, mais même un courant assez violent qui se dirige en sens inverse du premier. En étudiant comparativement les tracés de vitesse avec ceux des pulsations, nous dirons comment on peut expliquer ce singulier phénomène.

Certains tracés de vitesse, tout en étant parfaitement normaux et présentant les particularités que nous venons d'étudier, peuvent cependant avoir une toute

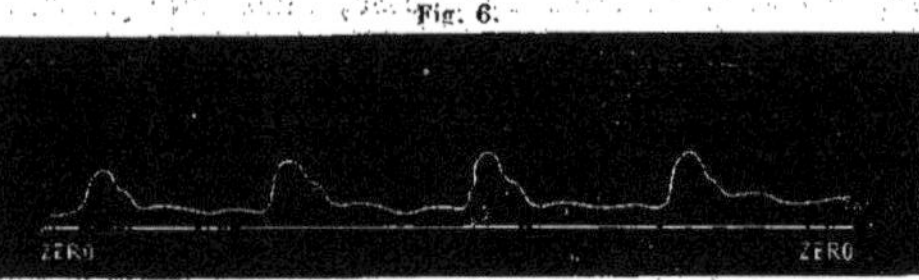

Fig. 6.

autre apparence. Le tracé n° 6, pris sur un vieux cheval, nous en offre un exemple remarquable. Les artères étaient ossifiées en partie, le cœur ne se contractait qu'avec peu de force. La ligne ascendante de la vitesse n'est pas ferme, elle est souvent tremblotée. Le point maximum de la courbe n'est pas élevé; la ligne descendante est légèrement ondulée. Le dicrotisme n'est pas très-sensible et la vitesse constante n'est pas considérable, puisque le point qui indique la vitesse minimum est très-peu élevé au-dessus de la ligne du zéro.

Dès qu'un tracé paraît anormal il faut surveiller de près les appareils, si l'on veut être sûr d'avoir toujours des résultats comparables. L'épaisseur des membranes de caoutchouc employées doit être la même, leur élasticité identique. Enfin, et ceci est de la plus grande importance, l'aiguille qui entre dans le tube hémadromométrique doit être toujours enfoncée au même niveau.

CHAPITRE IV.

DES RELATIONS QUI EXISTENT ENTRE LA VITESSE DU COURS DU SANG ET LA PULSATION ARTÉRIELLE.

Dans le précédent paragraphe, nous avons vu quels étaient les caractères propres à la vitesse du cours du sang dans les artères. Nous allons maintenant étudier ces caractères en les comparant à ceux des pulsations de la même artère ; ce simple rapprochement nous permettra d'expliquer facilement ce que signifient certaines parties de ces courbes qui semblent à première vue si bizarres et si indéchiffrables.

Fig. 7.

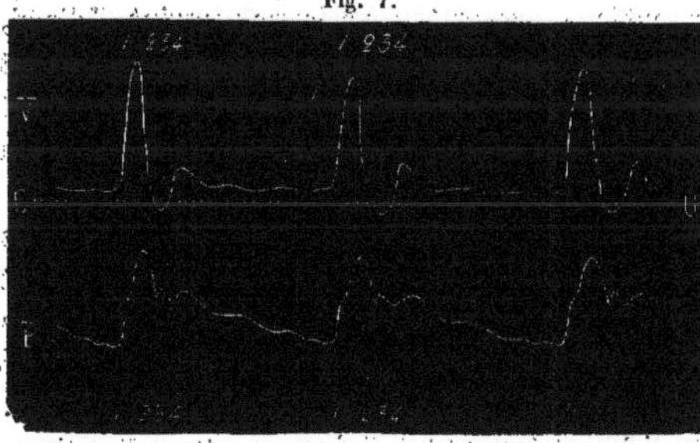

Dans les tracés carotidiens n° 7, nous divisons chaque courbe de pulsation et chaque courbe de vitesse par quatre points de repère représentés par des arcs de cercle que chaque plume aurait tracés, si l'instrument avait pu être arrêté quatre fois pendant chaque pulsation. Ces points de repère permettent d'établir un synchronisme parfait entre les divers éléments du tracé.

1° Dès que la systole ventriculaire est assez énergique pour soulever les valvules sigmoïdes, il se produit en même temps une forte pression et une vitesse considérable (fig. 7. V. 1. P. I.). Mais la vitesse atteint son maximum bien avant la pulsation, et celle-ci augmente encore considérablement, tandis que la vitesse décroît déjà rapidement à la fin de la systole. A la fin de la systole, les ventricules sont presque vides et n'envoient plus que peu de sang dans l'aorte, toute leur énergie étant alors utilisée à faire contre-poids à l'énorme pression qui s'est developpée subitement dans le système artériel, pression qui est encore augmentée par la grande élasticité des gros troncs vasculaires. La vitesse décroît donc rapidement, quoique la pulsation soit encore à son maximum.

2° A partir du point où elle a atteint son maximum, jusqu'à la fermeture des valvules sigmoïdes (fig. 7. V. 2. P. 2.), le tracé de la pulsation descend rapidement. Celui de la vitesse continue à s'abaisser aussi, quoique un peu moins brusquement.

3° Immédiatement après la systole ventriculaire, les valvules sigmoïdes se ferment brusquement. Cette occlusion rapide de l'aorte produit dans la colonne sanguine un mouvement ondulatoire qui se traduit par une rapide augmentation de pression (fig. 7. P. 3). Dans le tracé de vitesse, au contraire, on observe un phénomène inverse. La fermeture des valvules sigmoïdes arrête subitement le mouvement de la colonne sanguine. Celle-ci, refoulée en arrière par la haute tension artérielle, repousse violemment les valvules; de là cette vitesse rétrograde (fig. 7. V. 3) qui est souvent considérable et qui, quelquefois même, dépasse de beaucoup la ligne du zéro.

4° A partir du moment où les valvules sigmoïdes sont fermées, les tracés de vitesse et de pulsation présentent de grandes analogies : ce sont deux fortes élévations (fig. 7. V. 4 et P. 4) dicrotes, suivies d'ondulations moins marquées qui se correspondent exactement dans les deux tracés et qui finissent par disparaître au moment où une autre pulsation a lieu. M. Marey a montré expérimentalement (1) d'où provenait ce dicrotisme

(1) *Physiologie de la circulation*, p. 266.

qui ne manque jamais de se produire avec une intensité plus ou moins grande dans les tracés de vitesse ou de pulsation (fig. 3, 4, 5, 6, 7 et pl. II, n° 1).

Quand un fluide dense, contenu dans un tube élastique, reçoit une impulsion énergique, si ce fluide éprouve une résistance à s'écouler à cause de l'étroitesse du tube, ou par toute autre cause, il y aura une série de mouvements ondulatoires qui, au toucher, donneront la sensation du pouls dicrote. Si ces mouvements sont reproduits par des traits graphiques, ils montreront une série de petites élévations qui décroissent successivement de hauteur et que vient arrêter brusquement une nouvelle impulsion. Les mêmes phénomènes se passent dans les artères : là, nous avons un fluide assez dense : le sang ; un système de tuyaux élastiques : les artères. Celles-ci, par leurs ramifications nombreuses et par leur diamètre de plus en plus petit à la périphérie, opposent une résistance assez considérable au courant centrifuge. Elles sont brusquement fermées à leur autre extrémité par l'occlusion des valvules sigmoïdes : de là cette série de mouvements ondulatoires successivement centrifuges et centripètes qui donnent lieu à ces courbes de moins en moins élevées et que vient arrêter une nouvelle systole ventriculaire.

Cette ligne ondulée du dicrotisme [indique la vitesse du courant sanguin pendant l'état de relâchement du cœur. Cette vitesse n'est nulle à aucun moment d'une révolution cardiaque. Il est facile de s'en assurer en comprimant brusquement l'artère entre deux doigts, immédiatement *au-dessous* du tube hémadromométrique. Le courant sanguin est alors absolument interrompu, la vitesse est évidemment nulle. La plume de l'hemadromomètre trace alors sur le papier une simple ligne droite qui peut être regardée comme un zéro. Cette ligne est généralement de plusieurs millimètres plus basse que les *minima* de la courbe de vitesse. Quelquefois seulement, ainsi que nous l'avons expliqué plus haut, l'abaissement des valvules sigmoïdes donne naissance à un courant rétrograde qui fait baisser les *minima* au-delà de la ligne du zéro. Pendant cette compression (1) les

(1) Si l'on comprime l'artère *au-dessus* de l'appareil, il est évident que vitesse et pulsations seront nulles. Dans ce cas la plume du sphygmographe trace aussi un zéro.

pulsations continuent leur rythme régulier : elles prennent seulement une amplitude beaucoup plus grande, ce qui prouve que la *tension s'est élevée* dans le système artériel. La pulsation et la vitesse peuvent donc être indépendantes l'une de l'autre.

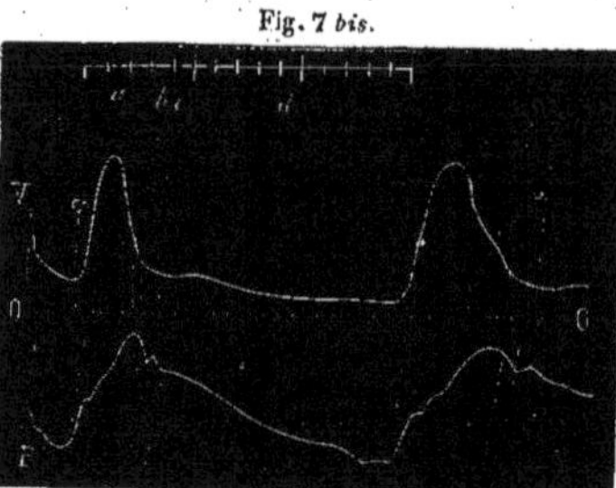

Fig. 7 *bis.*

Les tracés représentés fig. 7 *bis* montrent à peu près les mêmes particularités que nous avons déjà examinées dans la figure précédente. A peine la pulsation a-t-elle atteint son maximum que déjà la vitesse redescend brusquement (fig. 7 *bis a*). Pendant la décroissance de la pulsation la ligne de vitesse continue son rapide mouvement de haut en bas (fig. 7 *bis b*). La clôture des valvules sigmoïdes, représentée sur la courbe de la pulsation par une petite élévation, ne laisse aucune trace sur la ligne de la vitesse (fig. 7 *bis c*), qui continue à s'abaisser, mais un peu plus obliquement. Enfin, en *d* on voit que tous les monticules du dicrotisme pulsation correspondent à ceux du dicrotisme vitesse.

CHAPITRE V.

Modifications amenées dans la vitesse du cours du sang par certains actes physiologiques.

I. — RESPIRATION.

Jusqu'à présent, nos expériences ne nous ont pas donné des résultats aussi nets qu'il eût été désirable, montrant l'influence de la respiration pulmonaire sur la vitesse du sang dans les artères. D'une manière générale il est bien évident que plus la respiration est active, plus les mouvements respiratoires seront rapprochés, plus la quantité de sang qui passe dans une section artérielle à un moment donné sera considérable, puisque les coups de pistons cardiaques seront plus rapprochés. Plusieurs physiologistes ont déjà démontré ce fait, et Vierordt a présenté à ce sujet les résultats les plus concluants :

« Lorsque, par un temps de trot, la respiration d'un cheval s'est élevée de 8 à 28 par minute :

1° Le temps que le sang met à parcourir une distance donnée a été notablement diminué ; cette diminution peut être représentée par la proportion 78 : 100.

2° Les contractions systoliques des ventricules sont au moins de $2\,{}^{1}/_{10}{}^{me}$ plus petits.

3° La fréquence du pouls est augmentée de $2\,{}^{8}/_{10}{}^{mes}$ fois, ce qui compense et bien au-delà la petitesse des contractions systoliques (1). »

D'après tout ce qu'il nous a été donné de voir, la vitesse serait notablement plus considérable pendant l'expiration que pendant l'inspiration. Quand l'air s'introduit dans les poumons, les *minima* et les *maxima* forment une courbe à convexité inférieure. Le contraire a lieu pendant l'expiration.

Cette influence des mouvements respiratoires se voit très-bien dans les tracés que Vierordt a reproduits dans son travail sur la vitesse du cours du sang. Comme son instrument, vu son peu de sensibilité, ne donne qu'une moyenne de la vitesse du sang, on peut facilement reconnaître, dans les ondulations générales, l'influence des mouvements de la respiration.

Pendant l'inspiration, on voit toujours les *minima* de la vitesse et des pulsations baisser (pl. III, n° 2) (2) d'une manière notable. Ce phénomène s'explique facilement par l'élargissement du médiastin et du diamètre de l'aorte pectorale. Pendant l'expiration, au contraire, les *minima* et les *maxima* de la vitesse et des pulsations s'élèvent beaucoup, à cause de la compression de l'aorte par les poumons, et de la diminution de son dia-

____

(1) Vierordt, *Stromgeschwindigkeiten des Blutes*, Franckfort, A. M., 1858.

(2) Ces tracés (pl. III, n° 2 A et B) ne représentent que des traces de pulsations de la carotide et de la métatarsienne.

mètre. Cette influence ne se manifeste pas seulement dans les grosses artères voisines du cœur ; on la retrouve au loin dans les artères les plus excentriques (pl. III, n° 2. B.), telle que la métatarsienne. On n'a pas encore pu réussir à placer convenablement un tube hémadromométrique dans une petite artère telle que la faciale ou la métatarsienne, et les indications obtenues n'ont pas été assez nettes pour pouvoir aujourd'hui en tirer des indications de quelque valeur (1).

Puisque, pendant l'expiration, les pulsations augmentent d'amplitude, ainsi que la tension, dans une artère éloignée telle que la métatarsienne, il est permis de penser, par analogie, que la vitesse augmente dans la même proportion. Cependant il faut être très-réservé dans ces conclusions que souvent les faits viennent démentir de la façon la plus absolue.

II. — MASTICATION.

La mastication a sur le cours du sang une influence extrêmement considérable, ainsi qu'on peut s'en assurer par l'examen de plusieurs de nos tracés. Prenons comme type ceux de la planche V obtenus dans les circonstances suivantes (pl. V.) : Expérience. Grand cheval bai-brun, paraissant avoir une paralysie du larynx. Pour remédier à cette gène de la respiration, on lui fait la trachéotomie. Dans la carotide droite, on place le tube hémadromométrique auquel on adapte le sphygmoscope. Un appareil spécial sert à noter les secondes. Les pulsations et les secondes sont battues sur le grand appareil enregistreur de M. Chauveau ; la vitesse sur l'hémadromomètre enregistreur. Le pouls, avant comme après, est à 45 pulsations par minute. On laisse les papiers se dérouler, et dix pulsations, ainsi que dix monticules de vitesse, viennent s'inscrire. Elles sont régu-

(1) Pendant l'inspiration les muscles dilatent la cage thoracique, les poumons suivent ce mouvement et l'air est attiré dans le vide qui tend à s'établir dans leur intérieur ; l'aorte pectorale ne peut se soustraire à cette influence et éprouve un mouvement d'expansion de même que le péricarde et les cavités du cœur.

lières, normales et parfaitement physiologiques. Ces dix pulsations sont battues dans l'espace de 17 secondes. A ce moment, et sans arrêter l'appareil, on approche brusquement l'avoine de l'animal, qui se met à la manger avec avidité ; à l'instant même, la forme des tracés change d'une manière extraordinaire. Voyons ce qui s'est passé :

1° *Pour la vitesse.*

Sur le tracé de la vitesse, à partir de la 17ᵉ seconde, l'amplitude des oscillations est devenue beaucoup plus considérable ; les sommets forment une courbe générale qui monte rapidement et qui même, au bout de quelques instants, dépasse la largeur du papier.

La ligne des *minima*, qui indique la vitesse constante du sang, s'élève aussi beaucoup et d'une manière graduelle. Cette vitesse constante devient très-considérable après quelques secondes. Le dicrotisme de vitesse qui avant la mastication était assez sensible, mais qui ne se démontrait cependant que par une légère élévation, devient de plus en plus marqué et se traduit par une courbe de plusieurs millimètres de hauteur. Enfin, dans les 17 premières secondes, nous avons eu 10 monticules de vitesse, tandis que dans les 17 secondes qui suivent le moment où l'animal a commencé à manger, nous avons 13 monticules, ce qui fait un accroissement de près de 1/3.

2° *Pour les pulsations.*

Les dix premières pulsations sont parfaitement régulières et normales. Tous les moindres détails y sont marqués avec une précision extraordinaire : en *a*, on aperçoit les traces de la fermeture des valvules sigmoïdes ; en *b*, le monticule du dicrotisme ; en *c*, non pas la trace de l'ouverture des valvules sygmoïdes, mais, pour ainsi dire, leur *bombement* dans la cavité aortique. Après un très-court instant, la tension du sang de l'aorte, qui maintient ces valvules dans cette position, est vaincue, et la pulsation a lieu dans toute son amplitude.

A partir de la 10ᵐᵉ pulsation l'animal mange, les *maxima* tombent brusquement de près de 1 centimètre au-dessous de leur moyenne, et les *minima* de plusieurs millimètres. Cet abaissement continue pendant six pulsations encore, c'est-à-dire durant les 6 secondes suivantes; puis subitement, à partir de la 17me pulsation, c'est-à-dire de la 6me depuis la mastication, *maxima* et *minima* se relèvent à une très-grande hauteur.

Les dix premières pulsations ont eu lieu en 17 secondes; les dix pulsations suivantes, à partir du moment où l'animal s'est mis à manger, se sont effectuées en 13 secondes seulement. On peut donc dire que la mastication augmente considérablement les pulsations cardiaques en un temps donné. Enfin, les monticules du dicrotisme, de la fermeture et de l'ouverture des valvules sigmoïdes, sont bien plus prononcés qu'à l'état normal, ce qui indique que, pendant que l'animal mange, les révolutions du cœur se font avec une énergie bien plus grande.

En considérant d'un même coup d'œil les tracés de vitesse et de pulsations que nous venons d'examiner séparément, il est facile de voir que, dès que l'animal mange, la vitesse augmente très-rapidement, tandis que les pulsations diminuent. Nous avons donc encore là une preuve de plus de la complète indépendance de la vitesse et des pulsations.

1° D'où vient d'abord cette vitesse considérable de la colonne sanguine? Il n'est point difficile d'expliquer ce phénomène, et nous avons là une expérience qui vient corroborer celles de M. Claude Bernard sur les glandes et les muscles en action. La carotide est une artère voisine des appareils qui agissent pendant la mastication; c'est d'elle que partent les nombreux ramuscules qui se distribuent aux muscles masticateurs, aux glandes qui vont sécréter la salive, au pharynx et à l'œsophage qui vont saisir le bol alimentaire. Tous ces organes étant en état d'activité physiologique, leurs capillaires se dilatent prodigieusement et fournissent une grande quantité de sang. Nous avons donc là une plus grande masse de sang employée et une grande dilatation des capillaires qui fournissent ce sang. De ces phénomènes résultent nécessairement une vitesse infiniment plus considérable, mais aussi un abaissement notable dans la tension de la colonne sanguine carotidienne.

2° Mais, après quelques secondes écoulées, nos tracés nous indiquent que les choses se passent autrement. La rapidité du courant sanguin

devient extrême, ainsi que le montre l'élévation graduelle non-seulement
de la vitesse *maxima*, mais surtout de la vitesse constante. Les pulsations,
au contraire, au lieu de continuer à s'abaisser, se relèvent peu à peu et
prennent une amplitude énorme. La tension constante de la colonne carotidienne augmente aussi beaucoup à partir de la huitième seconde après
le début de la mastication ; il y a donc eu une réaction sur l'organe
central de la circulation. Les muscles et les glandes ont continué à
demander du sang en abondance ; il y a eu une excitation nerveuse sur
le cerveau, et de là une influence sur le cœur, qui s'est mis à battre plus
vite et plus fort pour pouvoir fournir une quantité de sang suffisante à
cette activité physiologique nouvelle.

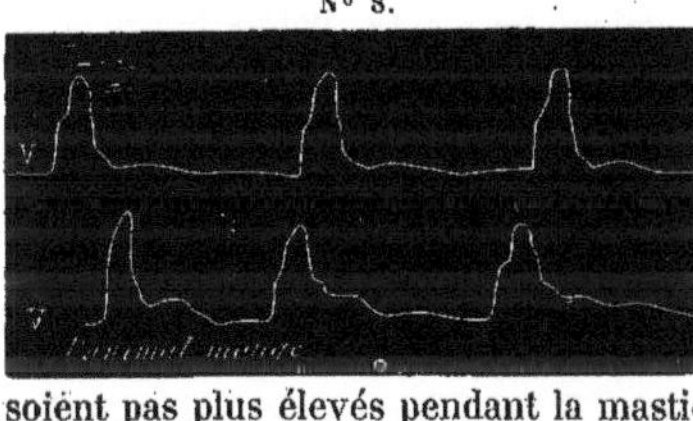

N° 8.

Le tracé de vitesse représenté
n° 8 est pris avant la mastication
à la ligne supérieure ; pendant
la mastication à la ligne inférieure. En comparant ces deux
tracés pris sur la carotide droite,
on voit, quoique les *maxima* ne
soient pas plus élevés pendant la mastication qu'avant, combien les accidents de la courbe, dicrotisme, fermeture et ouverture des valvules
sigmoïdes, étaient plus accentués pendant que l'animal était sous l'influence
d'une fonction physiologique qui nécessitait un plus grand débit de fluide
sanguin.

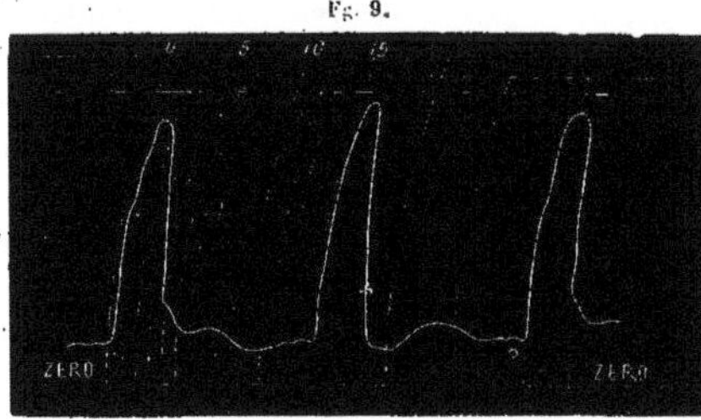

Fig. 9.

On peut voir, fig. 9,
un beau tracé normal pris
sur une carotide droite.
Le monticule de vitesse
est extrêmement élevé ;
il atteint son maximum en
1 $^1/_2$ à 2 dixièmes de

seconde (1). Puis, la courbe redescend brusquement et les valvules
sigmoïdes se ferment au 4ᵐᵉ dixième de seconde; le dicrotisme est très-
prononcé. On laisse pendant quelques instants le papier se dérouler et
l'on présente l'avoine à l'animal; on obtient alors le tracé n° 10.

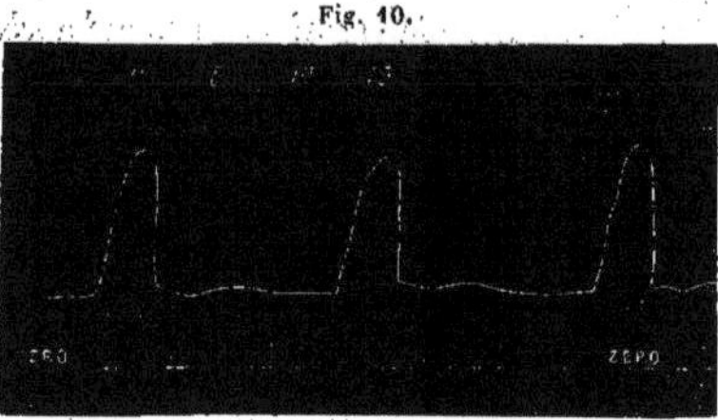

Fig. 10.

L'amplitude des oscillations était devenue tellement forte que l'aiguille sortait du papier. Il a fallu la retirer et l'enfoncer beaucoup moins profondément dans le tube hémadromométrique; aussi les *maxima* paraissent-ils beaucoup moins hauts qu'ils ne l'étaient en réalité. Malgré le peu de saillie de la plume, on voit que la vitesse constante est encore plus élevée que dans la fig. 9, ce qui permet d'affirmer qu'elle était devenu énorme. Cette expérience est encore intéressante en ce qu'elle permet de constater très-exactement que, pendant la mastication, la durée relative des diverses phases de la vitesse dont est animé le fluide sanguin, n'est point changée. Ainsi, avant comme après la mastication, le maximum de la vitesse se produit au 2ᵐᵉ dixième de seconde, et la fermeture des valvules sigmoïdes, exactement au 4ᵐᵉ dixième.

On peut encore voir (pl. ɪv, n° 1) un exemple frappant de l'influence de la mastication sur la vitesse. En A, tracé normal : les monticules de vitesse sont peu élevés, peu rapprochés, la vitesse constante est très-petite. En B, dès que l'animal mange, les *maxima* s'élèvent extraordinairement, les monticules se rapprochent, la vitesse constante devient énorme, puisque les *minima* s'élèvent au-dessus de la ligne du zéro de plusieurs centimètres, tandis qu'à l'état normal cette élévation n'était que de quelques millimètres.

Nous prouvons ainsi, une fois de plus, quelle admirable harmonie

---

(1) Les divisions représentant les secondes sont fautives; au lieu d'être si inclinés
à droite, les arcs de cercle qu'elles forment devaient être presque verticaux.

règne dans toutes les branches du système circulatoire dont l'organe
central, par une savante compensation, sait envoyer plus ou moins de
sang, selon les besoins de tel ou tel appareil organique.

Cette élévation de la pression et cette grande augmentation de vitesse
n'a pas lieu seulement dans les artères voisines du cœur ou proches des
mâchoires, mais l'influence de la mastication peut se faire sentir dans les
artères tout-à-fait excentriques, telle que la métatarsienne. Dans notre
expérience représentée planche II, n° 2, nous avons placé un sphygmoscope sur cette dernière artère (1). Les pulsations y étaient très-peu sensibles et la plume traçait une ligne presque droite. Mais dès que l'animal se
mit à manger l'avoine, la pression constante s'éleva à près de 5 millimètres
et les pulsations devinrent de plus en plus marquées. Ce phénomène est
assurément un des plus curieux et des plus saisissants qu'on puisse voir.
De plus, il permet d'expliquer certains faits de pathologie de la manière la
plus rationnelle et la plus logique : pourquoi, par exemple, l'apoplexie
cérébrale et les ruptures anévrismales ont lieu surtout pendant ou immédiatement après les repas. Il est évident qu'à ce moment surtout la vitesse
du sang et la tension considérable qu'il acquiert dans les artères forcent
les parties faibles ou altérées à céder brusquement.

Cette augmentation dans la vitesse du courant sanguin, dans la force et
la fréquence des pulsations du cœur et des artères, due à la mastication,
dure peu de temps une fois que l'acte physiologique, qui en a été le point
de départ, est terminé. Après quelques minutes, on voit les plumes
reprendre peu à peu leurs situations premières et les tracés présenter de
nouveau des courbes tout-à-fait normales.

(1) Sur la planche II, n° 2, au tracé de la métatarsienne, il y a *vitesse*, c'est *pulsations* qu'il faut lire.

CHAPITRE VI.

Modifications amenées dans la vitesse du cours du sang par certaines causes perturbatrices.

§ 1. — INFLUENCE DE LA SECTION DE LA MOELLE ÉPINIÈRE SUR LA VITESSE DU SANG DANS LES ARTÈRES ET SUR LES PULSATIONS.

(Respiration artificielle.)

Quand on veut étudier l'influence de la moelle épinière sur la vitesse du sang, il faut avoir soin de prendre préalablement un tracé de cette vitesse sur l'animal encore debout (pl. III, n° 1 A.); puis un autre sur l'animal couché sur la table, mais encore indemne de toute opération (pl. III, n° 1 B); quoique par l'effet de cette position la circulation ne soit pas notablement modifiée, il est très-utile d'avoir autant que possible des tracés exactement comparables. Dès que la section de la moelle est opérée au niveau de l'espace aloïdo-occipital, les battements du cœur sont forts et un peu précipités; par contre, la vitesse constante (pl. III, n° 1 C) est presque nulle. Au moment de la systole ventriculaire, la plume est fortement déviée et vient décrire une courbe au moins deux fois plus élevée qu'à l'état normal; mais elle retombe brusquement avec un dicrotisme faible, et elle descend chaque fois presqu'au niveau de la ligne du zéro qu'on a obtenue en comprimant l'artère au-dessous du tube hémadromométrique. On voit ainsi facilement que, dès que la contraction systolique est finie, la vitesse du sang est presque nulle. Dans ce cas seulement, nous avons, pour ainsi dire, une absence complète de vitesse constante.

Dès que la respiration artificielle est établie, les choses se passent tout autrement. Les monticules de vitesse se rapprochent un peu les uns des autres, ce qui indique que les pulsations cardiaques sont plus nombreuses dans un temps donné. La vitesse constante qui, au moment de la section de la moelle, était presque nulle, devient de nouveau (pl. III, n° 1 D) très-considérable; et si, au moyen de la compression de l'artère, on obtient de nouveau un zéro, on voit que les *minima* de la vitesse restent toujours à un centimètre, au moins au-dessus de cette ligne du zéro. Il est à remarquer que les tracés de vitesse présentent ici un caractère tout particulier : à l'état normal, ils forment un monticule arrondi au sommet, ce qui indique une certaine lenteur dans l'accroissement et dans le décroissement de la vitesse. Ici, au contraire (pl. III, n° 1 D), nous avons une ligne verticale formant presque la moitié de la hauteur du monticule ; ce qui indique qu'au début la vitesse est subitement considérable. L'autre moitié du tracé, jusqu'au sommet, est une autre ligne presque droite formant, avec la première un angle obtus très-ouvert. La vitesse est donc toujours très-marquée et son maximum dure un certain temps. Mais arrivée à son *summum* d'élévation, la plume redescend brusquement, suivant une ligne fortement inclinée et arrive bientôt à son minimum, d'où elle se relève pour former une courbe de dicrotisme très-sensible. Le sang conserve donc pendant un temps assez long sa vitesse *maxima*, ce qui est clairement démontré par le sommet incliné que présentent les monticules de vitesse.

Les pulsations de la carotide (pl. III, n° 1 E) présentent presque les mêmes caractères ; la pression est extrêmement brusque et atteint d'emblée son maximum ; aussi le tracé, à son début, forme-t-il d'abord une ligne presque verticale. De ce point, la plume redescend assez rapidement, jusqu'au moment où la fermeture des valvules sigmoïdes donne lieu à un dicrotisme bien marqué ; puis elle baisse graduellement jusqu'à ce qu'une nouvelle systole ventriculaire vienne lui faire atteindre un nouveau maximum. Quoique la circulation soit accélérée dans la carotide par la section de la moelle, les pulsations ont diminué en nombre. Avant la section, les dix premières pulsations se sont effectuées en 15 secondes ; après la section, les dix pulsations suivantes n'ont eu lieu qu'en 17 secondes. (Pl. IV. n° 2.)

Fig. 11.

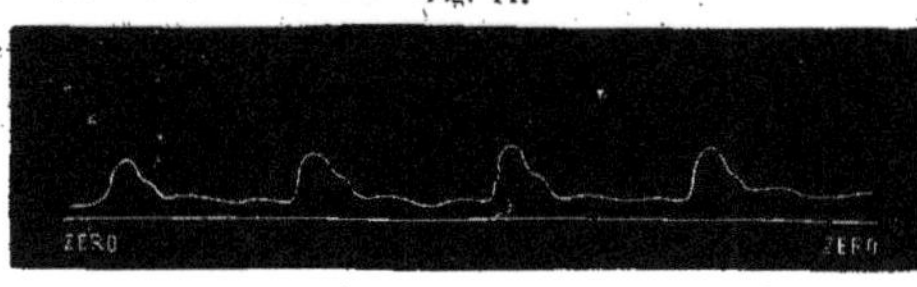

La figure 11 représente un tracé normal de vitesse obtenue sur la carotide droite d'un vieux cheval un peu poussif, mais encore vigoureux. La membrane en caoutchouc qui sert de ressort à la plume de l'hémadromomètre est assez épaisse et peu élastique, ce qui fait que les monticules s'élèvent peu. Les détails y sont néanmoins très-nettement indiqués, le dicrotisme très-visible, la vitesse constante peu considérable.

Fig. 12 (1).

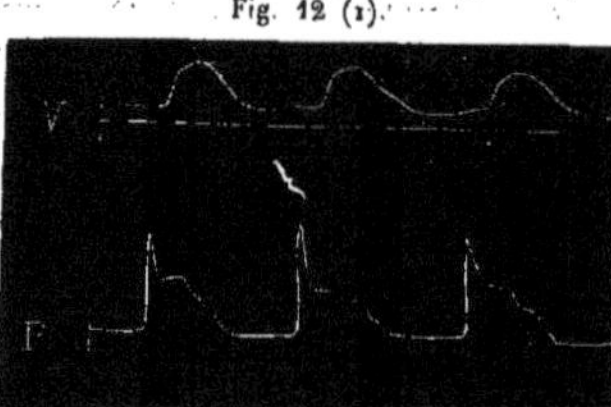

La figure 12 montre les modifications que cette vitesse a éprouvées près laa section de la moelle. Le tracé est pris sur la carotide gauche du même animal, mais la droite étant liée, ce qui a certainement modifié la forme des monticules de vitesse. Les sommets sont devenus très-arrondis, le dicrotisme peu sensible. Enfin, les pulsations cardiaques sont devenues évidemment plus fréquentes. Les pulsations carotidiennes (fig. 12. P.) présentent à peu près les mêmes caractères que celles que nous avons étudiées plus haut (pl. III, n° 1 E). La plume atteint brusquement et d'emblée son maximum, puis redescend en formant un dicrotisme assez considérable ; puis le tracé se termine par une ligne si horizontale, qu'on croit d'abord que le levier touche quelque part un arrêt. Il n'en est cependant rien ; cette ligne indique, pour ainsi dire, un état d'équilibre stable dont la pulsation est très-remarquable.

II. — INFLUENCE DE LA SECTION DES PNEUMO-GASTRIQUES SUR LA CIRCULATION ARTÉRIELLE.

Nous donnons ici dans son entier une observation type de cette curieuse expérience (pl. IV, n° 1). On opère sur un cheval bai brun de taille moyenne. Le tube hémadromométrique est placé sans difficulté dans la carotide droite ; trachéotomie. Le tracé de vitesse est régulier et normal

(1) Cette figure a été obtenue lorsque l'appareil était garni de caoutchouc un peu trop épais. L'instrument était peu sensible.

(pl. IV, n° 1. A.); les monticules sont espacés, arrondis au sommet; la vitesse constante est peu marquée, elle n'est que de quelques millimètres supérieure à la ligne du zéro; le dicrotisme est très-peu sensible. Dès que l'animal mange (pl. IV, n° 1. B), les monticules de vitesse deviennent énormes, comparés à ce qu'ils étaient. Les *maxima* atteignent une hauteur quatre fois plus grande; la vitesse constante devient très-considérable. Dans le tracé normal, les *minima* ne dépassaient que de 1 milimètre la ligne du zéro; maintenant que l'animal mange, les *minima* dépassent cette ligne de 25 millimètres! Dès que les pneumo-gastriques sont coupés, les pulsations deviennent très-fréquentes, au moins dans la proportion de 1 : 4. (Pl. IV, n° 1. C.) Les monticules de vitesse croissent dans le même rapport. Les *maxima* prennent beaucoup plus d'ampleur; la ligne des *minima* s'élève baaucoup, ce qui indique un accroissement considérable de vitesse constante. Cette ligne est de 15 millimètres plus élevée que le zéro; enfin, le dicrotisme, qui était presque insensible dans le tracé normal, devient subitement très-visible.

L'odeur seule de l'avoine a une influence très-sensible (Pl. IV, n° 1. C).

Après quelques pulsations, on fait manger l'animal (Pl. IV, n° 1. D.) qui reste fort tranquille et ne paraît nullement ému des opérations qu'on lui a fait subir. Aussitôt la plume se meut avec une amplitude extraordinaire, la vitesse constante augmente beaucoup; aussi la ligne des *minima* est-elle à une hauteur double de celle qu'elle atteignait dans le tracé précédent. A mesure que l'animal mange, les monticules se rapprochent encore et atteignent une telle hauteur que la plume est projetée hors du papier.

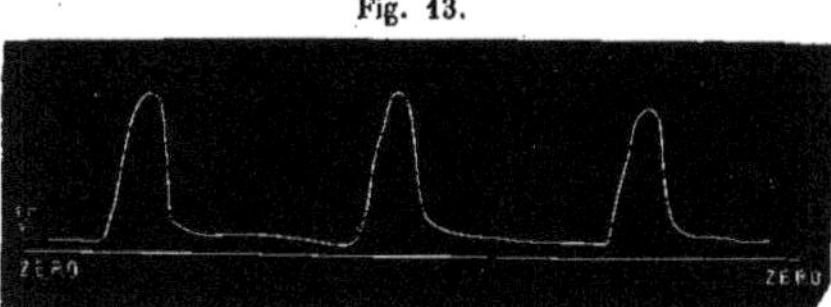

Fig. 13.

La figure 13 représente un tracé obtenu sur la carotide droite d'un vieux cheval dont on avait coupé les pneumo-gastriques. La vitesse arrive rapidement à son maximum; là elle forme un sommet assez arrondi, puis elle redescend brusquement, sans aucune ondulation, jusqu'à la fermeture des valvules sigmoïdes; le dicrotisme est peu sensible ; la vitesse constante peu considérable (1). Les monticules de vitesse sont très-rapprochés les uns des autres, tandis que dans le tracé normal ils sont très-éloignés.

III. — INFLUENCE DE L'INTRODUCTION DE L'AIR DANS LES ARTÈRES SUR LA CIRCULATION. (PL. II, N° 3.)

En mettant en place le tube hémadromométrique, et surtout le sphygmoscope, on ne saurait prendre assez de précautions pour éviter l'introduction de l'air dans les artères. En effet, s'il en pénètre un certain nombre de bulles, l'animal tombe foudroyé en tournant sur lui-même et reste ainsi souvent pendant longtemps dans un état voisin de l'asphyxie. Si une très-minime quantité d'air a été entraînée par le courant sanguin, l'animal ne tombe point, mais il donne des signes d'une grande inquiétude, il secoue la tête, dresse les oreilles et souvent tremble fortement pendant quelques instants.

Il est évident que, par l'action stupéfiante qu'il exerce sur le cerveau, l'air introduit dans l'artère trouble violemment la circulation (pl. II, n° 3).

Il nous est souvent arrivé, au milieu de nos expériences, de voir nos plumes devenir pour ainsi dire *folles* et tracer subitement des courbes désordonnées. Il fallait en rechercher la cause dans la présence de quelques bulles d'air à la partie supérieure du sphygmoscope, bulles qu'un mouvement un peu brusque de l'animal faisait passer dans le courant sanguin.

IV. — INFLUENCE DE LA LIGATURE D'UNE CAROTIDE SUR LA CIRCULATION DE L'AUTRE CAROTIDE.

Plusieurs fois, dans le cours de nos expériences, nous avons eu l'occasion d'opérer sur des chevaux qui nous avaient déjà servi précédemment et dont l'autre carotide avait été liée. Chaque fois, nos tracés de vitesse prenaient une forme des plus remarquables.

(1) Peu considérable dans la figure à cause du peu de sensibilité de l'instrument ; considérable, si l'on tient compte de l'épaisseur du caoutchouc employé.

Fig. 14.

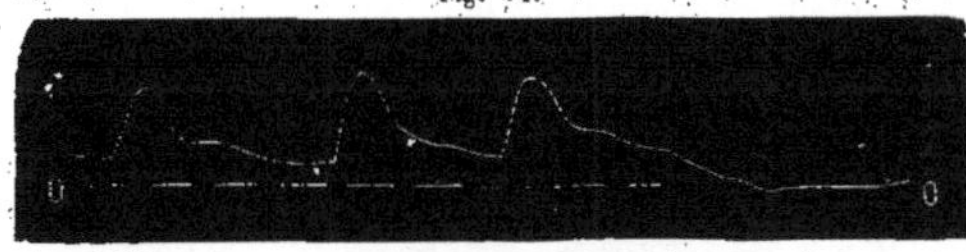

Lá figure 14 est un tracé de vitesse pris sur la carotide gauche , l'autre étant libre.

Fig. 15.

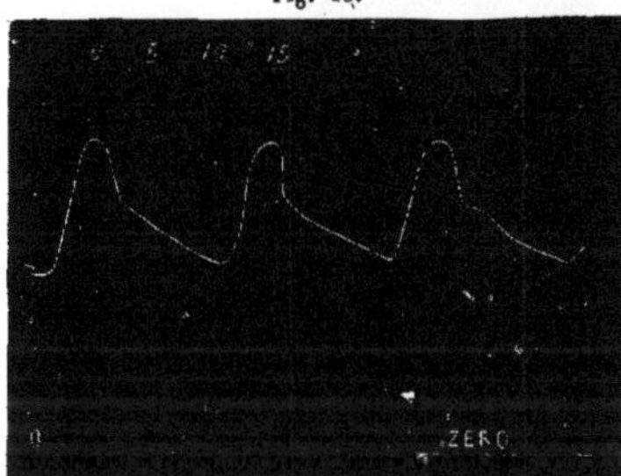

La figure 15 représente un tracé pris sur la carotide droite du même sujet, la gauche étant liée. Toutes les autres circonstances qui auraient pu influencer la circulation étaient au reste les mêmes. Ce qui frappe tout d'abord en comparant ces deux tracés, c'est de voir combien la vitesse *maxima* devient considérable après la ligature d'une des carotides. Cette vitesse *maxima* dure plus longtemps, puisque les monticules sont arrondis à leur sommet. Mais ce qu'il y a de bien extraordinaire, c'est le changement qui s'est opéré dans la vitesse constante. Avant la ligature, cette vitesse constante n'était que de quelques millimètres (fig. 14). Après la ligature, les *minima* s'élèvent de près de deux centimètres, ce qui prouve que cette vitesse était devenu énorme.

Fig. 16.

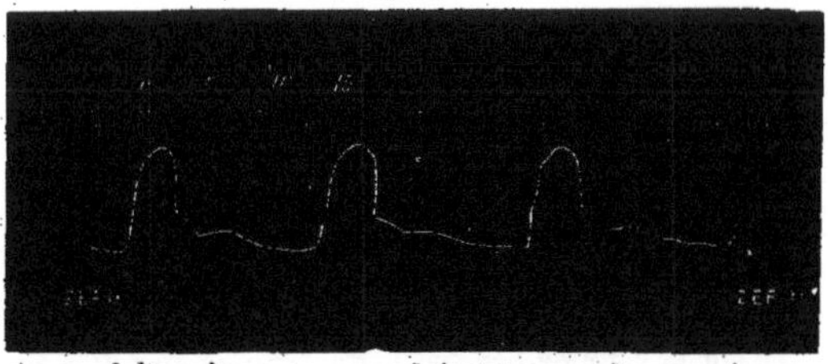

Les mêmes phénomènes se reproduisent pour les tracés représentés fig. 16 et 17. Le premier est un tracé de vitesse tout-à-fait type obtenu sur la carotide gauche, la droite étant libre. Le tracé suivant, au contraire, a été pris sur la carotide droite du même sujet après avoir fait la ligature de la gauche, toutes les autres circonstances extérieures étant du reste les mêmes. Après la ligature, on voit que les monticules se rapprochent les uns des autres. Leur extrémité supérieure se prolonge (1) en cône élevé, ce qui indique une vitesse *maxima* longtemps prolongée. La trace de la fermeture des valvules sigmoïdes est fortement accusée, et le dicrotisme est très-prononcé. De plus, la vitesse constante est énorme. On peut donc dire que lorsqu'une des deux carotide est liée, le cœur, par un système de compensation, se contracte plus rapidement et plus énergiquement pour pouvoir faire passer en un temps donné, par la carotide restée libre, une quantité de sang suffisante pour les besoins de l'organisme. Les différentes révolutions cardiaques paraissent néanmoins s'accomplir dans le même temps, ainsi qu'on peut facilement le constater au moyen des lignes qui divisent les tracés en parties égales entre elles.

V. — INFLUENCE D'UN RÉTRÉCISSEMENT AORTIQUE SUR LA CIRCULATION CAROTIDIENNE.

Les figures 18 et 19 représentent des tracés pris dans les circonstances suivantes : vieux cheval ayant déjà la carotide droite liée. On couche l'animal sur le côté droit : — section atloïdo-occipitale de la moelle; — respiration artificielle : — mouvements réflexes extrêmement énergiques. On ouvre le côté gauche de la poitrine et le tube hémadromométrique est placé sur la carotide gauche. Cette dernière opération se fait facilement,

(1) Les divisions en dixièmes de seconde sont trop inclinées à droite.

mais l'ouverture de la poitrine a été gênée par une hémorrhagie assez considérable. Les mouvements du cœur restent cependant de la plus parfaite régularité. On prend d'abord le tracé 18. Les monticules de vitesse sont largement arrondis au sommet ; la vitesse constante est peu considérable. On voit (fig. 18, P.) que les pulsations atteignent d'emblée leur maximum. Le dicrotisme est assez bien marqué, mais entre les pulsations la plume décrit une ligne presque horizontale. Après quelques secondes, on comprime l'aorte à son origine et l'on prend le tracé 19. Les monticules de vitesse atteignent leur maximum en suivant une ligne oblique, ce qui indique toujours une vitesse beaucoup moindre, quoique prolongée pendant un certain temps. Le dicrotisme est à peine sensible, la vitesse constante presque nulle. Les monticules des pulsations (fig. 19, P.) présentent une analogie frappante avec ceux de la vitesse. Les *maxima* sont lentement atteints et se prolongent un certain temps. Le dicrotisme est à peine visible.

Un rétrécissement aortique diminue donc notablement la vitesse *maxima* et la vitesse constante du cours du sang dans les artères.

INFLUENCE D'UNE INSUFFISANCE AORTIQUE SUR LA CIRCULATION CAROTIDIENNE.

On peut voir à la figure 11 le tracé normal de la vitesse carotidienne du cheval qui a servi à cette expérience. On l'abat sur une table et la moelle est sectionnée au niveau de l'articulation occipito-atloïdienne ; la respiration artificielle est établie. Le tube hémadromométrique est fixé à la carotide gauche et une sonde destinée à la rupture des valvules sigmoïdes est introduite dans la carotide droite.

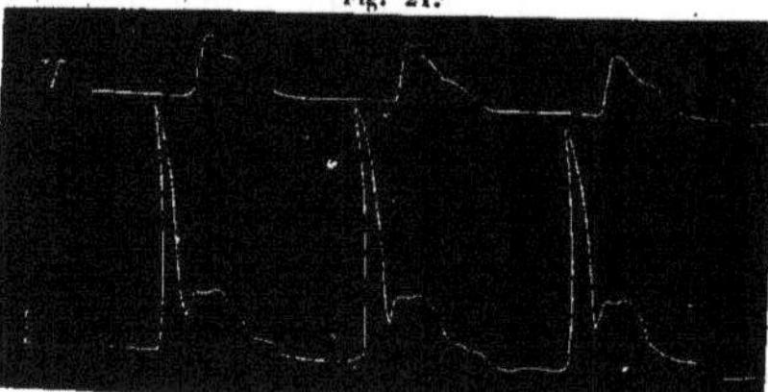

Fig. 20.

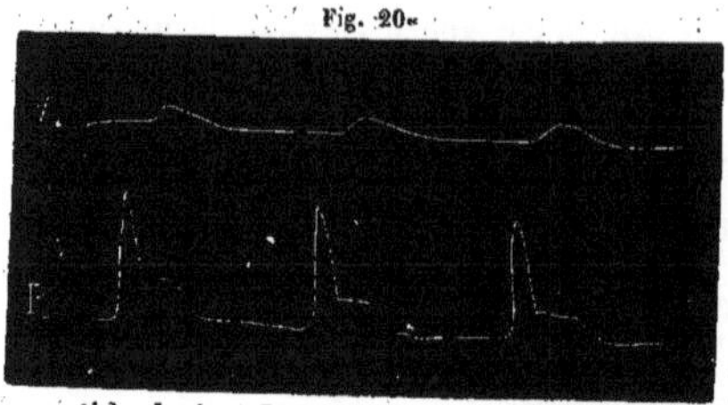

On prend d'abord le tracé 20 avant de pratiquer l'insuffisance valvulaire. Les monticules de vitesse (fig. 20. V.) sont espacés, réguliers, peu élevés, aplatis au sommet, à cause de l'interruption du courant dans la carotide droite. Les pulsations (fig. 20. P.) atteignent d'emblée leur maximum et forment un dicrotisme décroissant assez marqué. A un moment donné, la sonde introduite dans la carotide droite est poussée vigoureusement après une systole ventriculaire. Elle vient heurter les valvules sigmoïdes

Fig. 21.

et les déchire. Une insuffisance est établie, ainsi qu'il est facile de le constater. A l'auscultation, on entend un bruit de souffle diastolique très-caractéristique.

On prend alors le tracé 21. Les monticules de vitesse (fig. 21. V.) reprennent beaucoup d'ampleur; elles atteignent rapidement leur maximum et redescendent en pente douce; puis la vitesse devient presque nulle à un moment donné. Les pulsations (fig. 21. P.) ont acquis une bien plus grande amplitude, à cause de l'abaissement de pression qui s'est opéré dans le système artériel par suite du reflux d'une partie du sang dans la cavité ventriculaire. Dans la pulsation, l'aiguille atteint d'emblée son maximum et redescend brusquement souvent très-bas; puis un dicrotisme très-sensible se montre.

Dans l'insuffisance valvulaire aortique, la vitesse atteint donc brusquement son maximum, puis diminue graduellement jusqu'à ce qu'elle soit nulle. Ce manque de vitesse, à un moment donné, est dû au retour d'une partie du sang dans la cavité du ventricule.

CONCLUSIONS

1º Au moment de la plus grande énergie de la systole ventriculaire, la vitesse avec laquelle le sang se meut dans la carotide a déjà atteint depuis longtemps son maximum et même elle est déjà en décroissance.

2º La fermeture des valvules sigmoïdes n'a ordinairement aucune influence sur la vitesse; quelquefois, cependant, elle donne lieu à une vitesse rétrograde.

3º Le dicrotisme de la vitesse correspond exactement au dicrotisme des pulsations.

4º Lors même que le cœur est en repos, le sang est toujours animé d'une vitesse constante souvent considérable.

5º La vitesse est plus grande pendant l'expiration, moindre pendant l'inspiration. Cette influence des mouvements respiratoires se fait sentir dans les artères même très-éloignées du cœur.

6º La mastication augmente considérablement la vitesse du sang, l'énergie et le nombre des pulsations, même dans les artères excentriques.

7º La section de la moelle épinière, à la région occipito-atloïdale, imprime à la circulation une accélération extraordinaire. La vitesse devient très-considérable, les pulsations plus fortes et plus nombreuses.

8º La section des pneumo-gastriques augmente beaucoup la vitesse du sang et la pression dans les artères.

9º L'introduction de l'air dans les artères trouble complètement la régularité de la circulation.

10º Lorsque l'une des deux carotides est liée, la vitesse et les pulsations augmentent beaucoup dans l'autre carotide.

11º Un rétrécissement aortique diminue la vitesse du sang et l'amplitude des pulsations dans la carotide.

12º L'insuffisance valvulaire aortique augmente la vitesse dans la carotide; elle atteint brusquement son maximum. Les pulsations présentent les mêmes caractères.

TABLE ANALYTIQUE

Vu et admis à la soutenance,

Le Doyen,

JOURDAN.

Permis d'imprimer,

Lyon, le 18 Mars 1867.

Le Recteur,

DE LA SAUSSAYE.

PLANCHE 1.

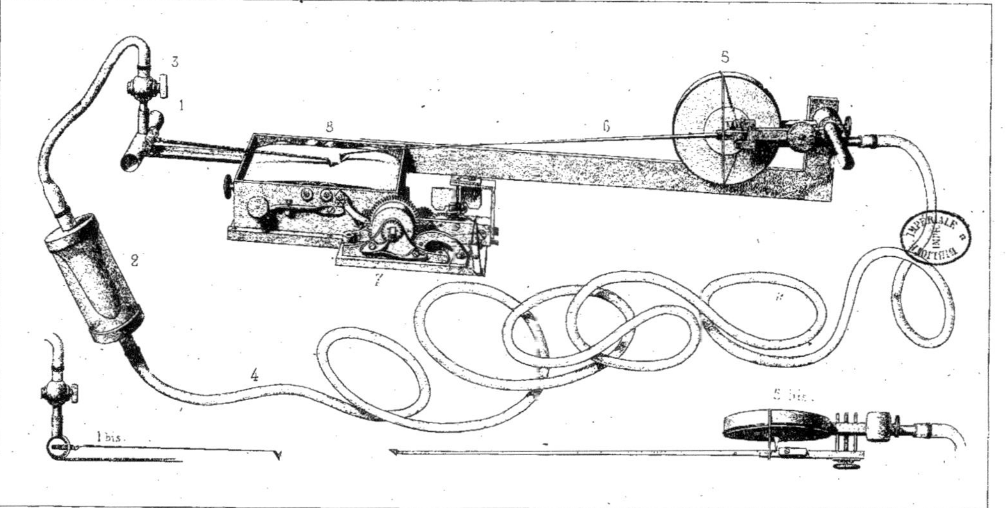

HÉMODROMOMÈTRE ENREGISTREUR

PL. II.

Carotide gauche. → Vitesse. ←
N.º I.
Zéro.
Zéro.
Zéro.
Compression.
on lâche l'artère.
N.º II.
Métatarsienne. → Vitesse. ←
l'animal mange.
Carotide. → Vitesse. ←
N.º III.
Carotide. → Vitesse.
des bulles d'air pénètrent dans l'artère.
pulsations.

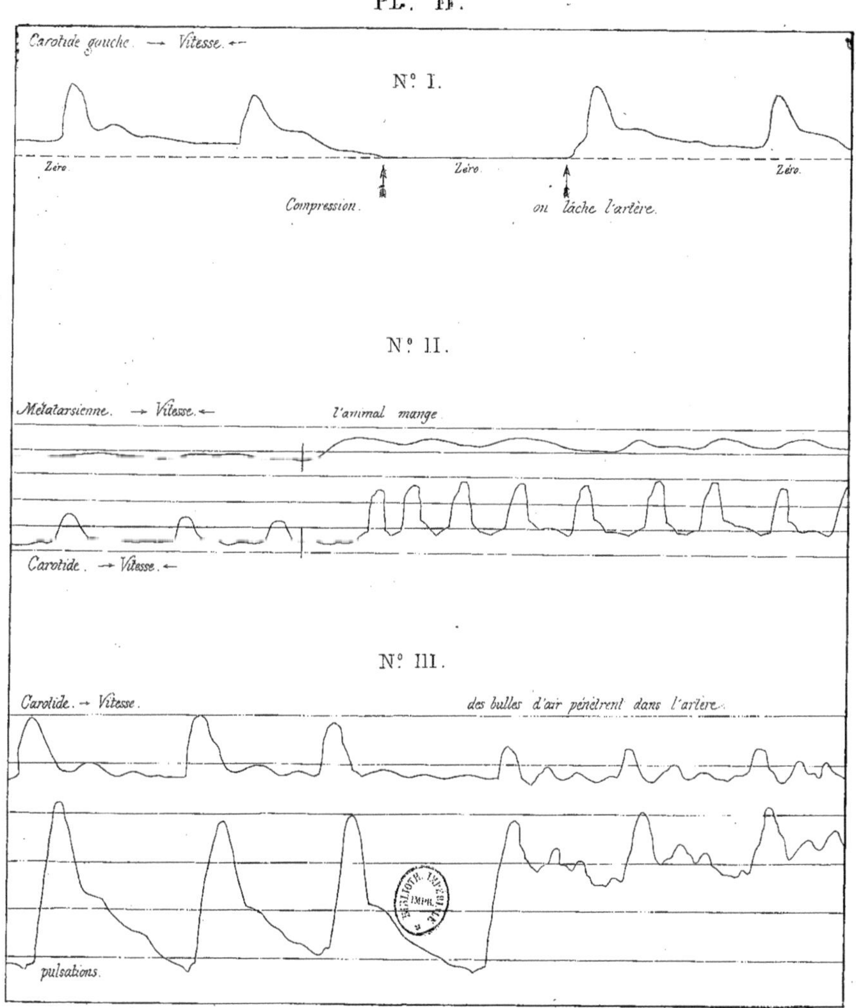

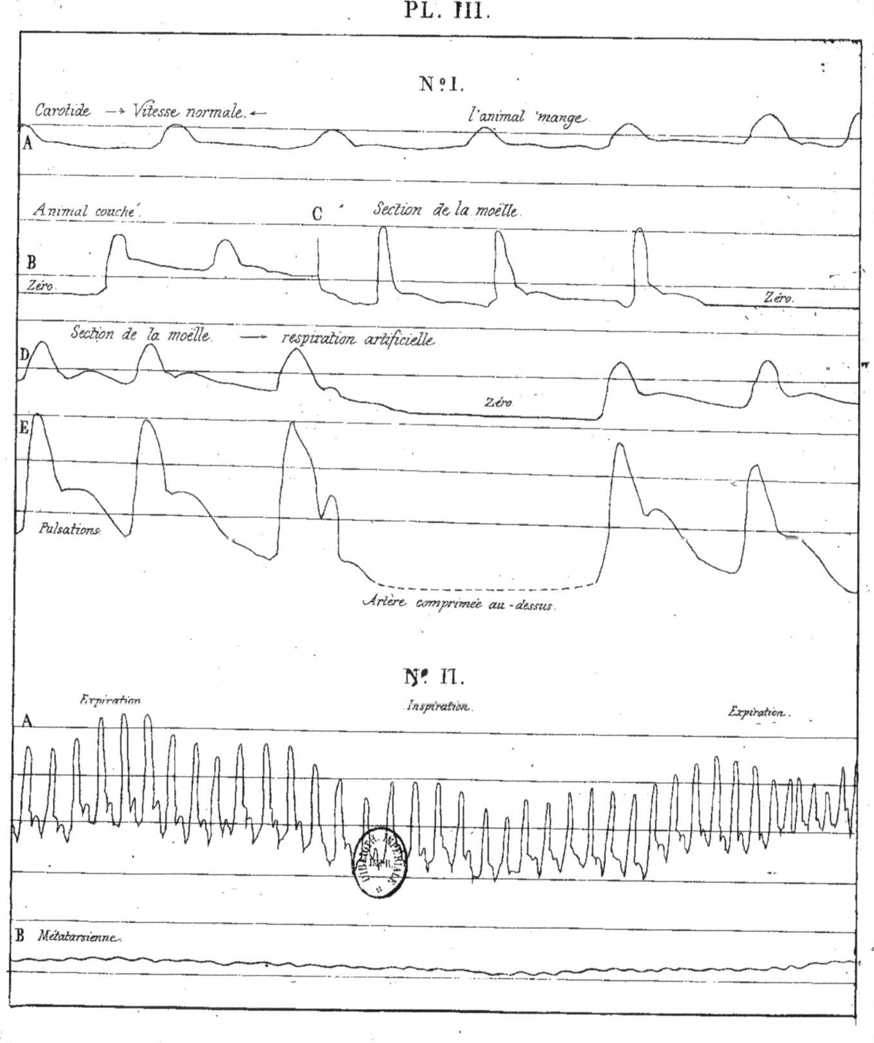

PL. III.
N.º I.
Carotide → Vitesse normale. ←   l'animal mange
A
Animal couché.   C   Section de la moëlle.
B
Zéro.   Zéro.
Section de la moëlle. → respiration artificielle
D
Zéro.
E
Pulsations.
Artère comprimée au-dessus.
N.º II.
Expiration   Inspiration.   Expiration.
A
B   Métatarsienne.

PL. IV.

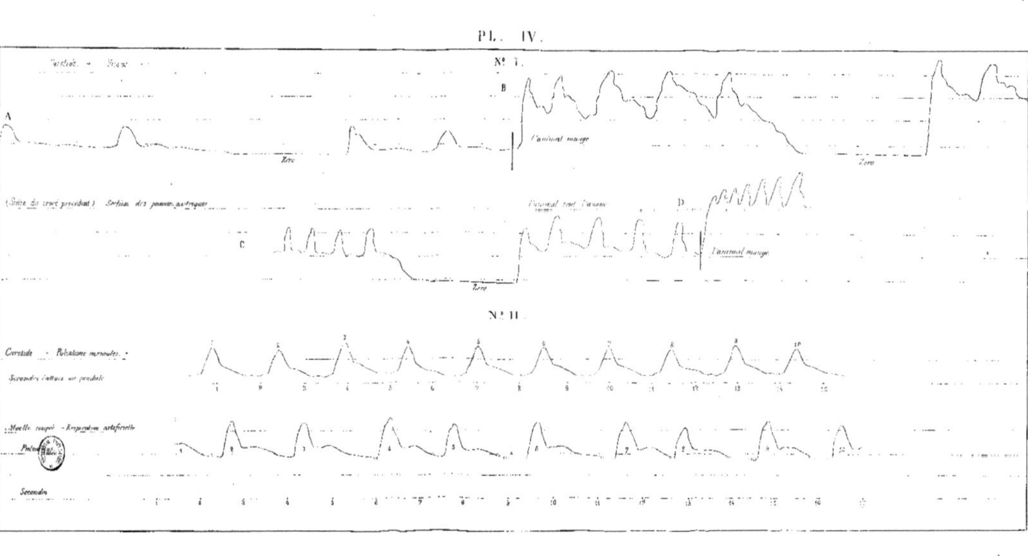
PL. IV.
N° I.
A
B
Zéro
l'animal mange
(Suite du tracé précédent.) Section des pneumo-gastriques
l'animal tout l'avance
C
D
l'animal mange.
Zéro
N° II.
Carotide — Pulsations normales.
Secondes (attaca au pendule)
Moelle coupée — Respiration artificielle
Secondes

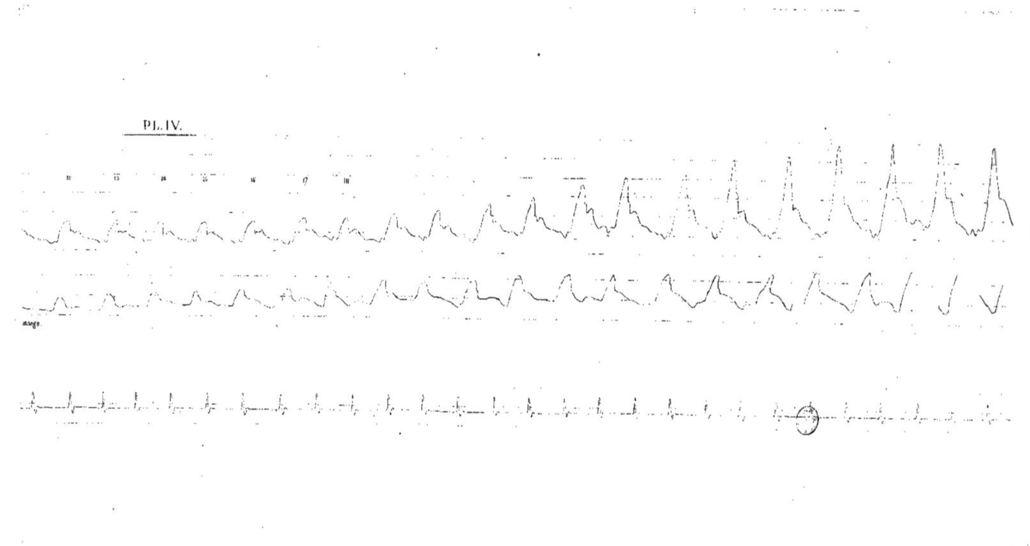
Pl. IV.